Yareidys González Díaz
Roxana García Guerra
Lazaro Pablo Hernández González

Variables relacionadas a hábitos nutricionales en el adulto mayor

Yareidys González Díaz
Roxana García Guerra
Lazaro Pablo Hernández González

Variables relacionadas a hábitos nutricionales en el adulto mayor

Trabajo para optar por el título de especialista de primer grado en medicina general integral

Editorial Académica Española

Imprint
Any brand names and product names mentioned in this book are subject to trademark, brand or patent protection and are trademarks or registered trademarks of their respective holders. The use of brand names, product names, common names, trade names, product descriptions etc. even without a particular marking in this work is in no way to be construed to mean that such names may be regarded as unrestricted in respect of trademark and brand protection legislation and could thus be used by anyone.

Cover image: www.ingimage.com

Publisher:
Editorial Académica Española
is a trademark of
Dodo Books Indian Ocean Ltd. and OmniScriptum S.R.L publishing group

120 High Road, East Finchley, London, N2 9ED, United Kingdom
Str. Armeneasca 28/1, office 1, Chisinau MD-2012, Republic of Moldova, Europe
Managing Directors: Ieva Konstantinova, Victoria Ursu
info@omniscriptum.com

Printed at: see last page
ISBN: 978-620-0-03420-5

DEDICATORIA

Quiero dedicar esta tesis a mis padres por apoyarme siempre.

AGRADECIMIENTOS

Agradecer a la Dra. Roxana García Guerra tutora de esta investigación, por sus consejos y ejemplo de médico, por ser un puente satisfactorio en mi formación como médico y especialista en Medicina General Integral.

A todos aquellos que de una forma u otra colaboraron en la realización de esta tesis.

ÍNDICE

Resumen

Introducción: Lograr un adecuado estado nutritcional en las personas mayores es un objetivo primordial en la atención socio-sanitaria de esta población **Objetivo:** determinar la relación de los hábitos nutricionales con variables demográficas, biomédicas psicosociales, estilos de vida, en los adultos mayores del Consultorio Médico 17 del Policlínico Gilberto Marquetti de Candelaria desde enero/2021 a enero /2023.. **Metodología:** se realizó un estudio analítico correlacional, El universo estuvo constituido por la totalidad de ancianos, (198) se seleccionó una muestra por el método aleatorio simple de 130 ancianos, que cumplieron los criterios de inclusión. La información utilizada fue recolectada a través de la aplicación de un cuestionario, los datos obtenidos se dispusieron para buscar asociación entre variables acorde a los objetivos trazados. Para el procesamiento de los datos; se determinó la frecuencia absoluta y relativa, para la asociación entre variables cualitativas se determinó Ji cuadrado, y para las variables cuantitativas se determinó la media, la desviación estándar, y el **t** de student, para un nivel de significación 0.05. **Resultados:** No se encontró asociación significativa entre los hábitos nutricionales y la edad, predominando los hábitos nutricionales adecuados, existe una gran asociación entre los hábitos nutricionales, la valoración nutricional del anciano, y la morbilidad asociada, donde la HTA fue la más común. Resultó muy significativa la relación entre los hábitos nutricionales y nivel de ingreso, cuando las familias fueron más numerosas, practicaron hábitos nutricionales inadecuados. Cuando el nivel de actividad física fue no adecuada, las prácticas alimentarias también lo fueron. Existió relación entre los hábitos tóxicos y nutricionales, con gran predominio de fumadores.

Palabras clave: Adulto Mayor, Hábitos Nutricionales.

Introducción

Envejecer se constituye en un proceso cambiante tanto a nivel fisiológico como social, en un sentido más amplio, el envejecimiento resulta de la suma de todos los cambios que ocurren a través del tiempo en todos los organismos desde su concepción hasta su muerte. [1]

El envejecimiento actual de la población es un fenómeno mundial sin precedentes en la historia de la humanidad. Se caracteriza por la pérdida progresiva de la capacidad de adaptación y de reserva del organismo ante los cambios. [2]

La prolongación de la vida significa una mayor atención, a todos los niveles, el riesgo de contraer enfermedades y enfrentar los cambios físicos y fisiológicos del envejecimiento, puede responder negativamente a los cambios de la vida impuestos por una sociedad. Como consecuencia se incrementa el uso de los servicios sociales, el de los médicos en particular, y las instituciones al cuidado de los mismos tendrán mayor demanda.[3]

El conseguir un adecuado estado nutritivo en las personas mayores es un objetivo primordial en la atención socio-sanitaria de esta población e imprescindible para conseguir en estas personas una adecuada calidad de vida.[2]

Cada vez más publicaciones relacionan aspectos nutritivos de la persona con la morbilidad y la mortalidad asociada a distintos aspectos de la práctica de la medicina. Concretamente el déficit proteico altera mecanismos del organismo en forma y grado que todavía no son del todo conocidos pero relacionados directamente con la esperanza de vida.[4]

La Organización Mundial de la Salud (OMS), reconoció a la población mayor como uno de los grupos nutricionalmente más vulnerables, por los cambios anatómicos y fisiológicos que afectan al estado nutricional de los adultos mayores y promueven su malnutrición. [4] Diversos estudios han mostrado que entre el 5 % y el 10 % de los adultos mayores que viven en comunidad se encuentran desnutridos, y entre el 30 % y 60 % de los hospitalizados en unidades de cuidados intensivos o institucionalizados en asilos.[3,5]

Los estados carenciales de distintos nutrientes son más frecuentes en las personas mayores. Estos problemas nutricionales pueden dar lugar a alteraciones orgánicas importantes. Estas alteraciones pueden ser de tipo inmunológico, lo que favorecerá la aparición de patologías relacionadas con déficits inmunológicos o de otro tipo.[6]

Los cambios que el adulto mayor experimenta, pueden ser modificados por los patrones de alimentación y el estado nutricional. Se ha conocido como los hábitos alimentarios inadecuados se convierten en un factor de riesgo importante de morbilidad y mortalidad, contribuyendo a una mayor predisposición a infecciones y a enfermedades crónicas asociadas con el envejecimiento lo que disminuye la calidad de vida de éste colectivo humano.[7]

En los últimos años el rápido crecimiento de la población mayor está originando un gran número de estudios encaminados a conocer los factores de riesgo que pueden incidir en la calidad de vida del anciano y modificarlos de forma tal que contribuya a incrementar la longevidad de las personas. [8]

El estado de salud física y mental de las personas mayores depende en gran parte de la forma de alimentarse en la infancia y la edad adulta. En la calidad de vida y longevidad influyen los hábitos de alimentación y otros factores de tipo psico-social que determinan la seguridad alimentaria y nutricional de este grupo de población como la soledad, la falta de recursos económicos, la baja disponibilidad de alimentos, la anorexia, las enfermedades crónicas entre otras, las cuales determinan el consumo de alimentos y el estado nutricional. [8] Otros aspectos como, el aislamiento familiar, la falta de cuidado y de redes de apoyo conducen en muchos casos a la depresión, y con ello se afecta la alimentación.[3]

En Chile en estudios recientes se observa baja prevalencia de déficit y alta de sobrepeso y obesidad contrastando con los datos derivados de las encuestas alimentarias.[5]

En otros países los adultos mayores por diferentes factores no tienen un adecuado acceso y consumo de alimentos, aspecto que puede considerarse como un factor deteriorante de su estado de salud, lo que contribuye a los procesos de fragilización en esta etapa.[6,7] El bajo acceso a los alimentos genera hambre y enfermedad, anteriormente había mayor disponibilidad de alimentos por la posibilidad de acceder a ellos por medio de la agricultura, en aquella época diferentes miembros de la familia aportaban su capital de trabajo para contribuir a la disponibilidad de los mismos en el hogar. Al llegar a la vejez muchos de ellos se enfrentan al aislamiento de su familia lo que dificulta la adquisición de alimentos, viéndose en la necesidad de trabajar para su manutención, buscar redes de apoyo o programas de complementación alimentaria.[9]

Se identifica el valor nutricional de algunos alimentos en especial de los lácteos, las frutas y verduras. Sin embargo, aunque se tienen el conocimiento, no se lleva a la práctica por los bajos recursos económicos, que limitan la variedad de la dieta. Por esta limitante no se pueden consumir los alimentos de preferencia, sino aquellos alimentos culturalmente aceptables y económicamente posibles. Alimentos de alto valor nutricional son cambiados por otros más baratos y que producen mayor saciedad. Los alimentos a los que pueden acceder estas personas deben «rendir», ser ricos (tener aceptación), baratos y sobre todo deben «llenar» [10]

En la persona mayor, tanto el estado nutricional como las necesidades de calorías y nutrientes se ven condicionados por la disminución de los requerimientos fisiológicos, como consecuencia de los cambios en el metabolismo basal, la incidencia de enfermedades que alteran el gasto energético· [6]

La identificación precoz de un estado de desnutrición puede evitar el riesgo de padecer diferentes enfermedades, ingresos hospitalarios o la aparición de complicaciones. Las enfermedades que padecen ha generado restricciones por prescripción médica, algunos hacen dicha restricción con el convencimiento de que esto contribuirá a su salud mientras otros se resisten al cambio y no consideran que pueda hacerles daño lo que han consumido durante años. Es importante resaltar que la conducta alimentaria en esta edad es difícil de modificar por diferentes factores, uno de ellos es la tradición, la cual da cuenta de aquellos valores y prácticas trasmitidos de generación en generación y que marcan pautas de comportamiento. Alrededor de la tradición confluye el pensamiento mágico religioso, además se comprometen automatismos culturales que pueden tener origen en las creencias, las cuales se configuran en las costumbres y se instalan en los hábitos. Esto incide en la alimentación ya que, en esta, se materializan los recursos disponibles para la adquisición de alimentos, además de los atributos de diferente orden que culturalmente se da a los mismos.[7]

En la indagación, los adultos mayores reconocen la necesidad de cambiar sus hábitos de alimentación para el manejo y control de sus enfermedades, pero igualmente plantean que esto significa una renuncia a sus preferencias alimentarias, agradables por su sabor y por lo que estos representan. [11]

Las personas mayores suelen tener muy arraigados sus estilos de vida y sus hábitos alimentarios, por lo anterior la educación nutricional debe intervenir simultáneamente la oferta de alimentos y los conocimientos y habilidades relacionados con la ingesta. Esta educación debe realizarse en un clima de respeto y afecto, utilizando estímulos de refuerzo positivo que relacione una alimentación saludable con una mejor calidad de vida, mayor grado de autonomía y mejor potencialidad humana. Las guías de alimentación y las recomendaciones ajustadas a las necesidades de cada individuo pueden ser de ayuda. [12]

Durante la vejez es necesario mantener una ingesta adecuada que asegure el aporte de macro y micronutrientes que contribuyan a un adecuado estado nutricional. Se recomienda incluir alimentos de elevada densidad nutricional en casos especiales en los cuales la ingesta no alcanza a cubrir los requerimientos. De cualquier forma, un buen estado nutricional debe potenciar indicadores vitales por lo que es necesario mantener un sistema de vigilancia nutricional, fomentando aportes dietéticos saludables en este colectivo e identificando de manera oportuna adultos mayores a riesgo y que requieran de intervenciones especiales o atención especializada. [13]

La prevalencia de la desnutrición en los ancianos varía en los distintos reportes, dependiendo del método empleado para diagnosticarla. Estudios efectuados en países desarrollados reportan una prevalencia aproximada de 15% en ancianos en la comunidad, entre 23 y 62% en pacientes hospitalizados y cerca de 85% o más en ancianos asilados. En México, de acuerdo con la Encuesta Nacional de Salud y Nutrición (ENSANUT), la prevalencia de IMC compatible con desnutrición alcanzó incluso 1.4% en los hombres y 1.1% en mujeres entre 70 y 79 años, mientras que en adultos de 80 años o más llegó hasta 4.0% en hombres y 5.2% en mujeres. [14]

Desde el punto de vista social, pueden existir ancianos que, como viven solos, no muestran entusiasmo por alimentarse, y ello los lleva a ingresos alimenticios insuficientes, con riesgo consiguiente de desnutrición, además los ancianos que se mantienen dentro del núcleo familiar suelen depender económica y físicamente de otros, lo que dificultaría la alimentación. [2, 15]

En Colombia no existe ninguna reglamentación específica y propia para los ancianos, se han creado algunas normas dispersas para la vejez, contempladas en la constitución política de 1991, la cual decreta que la asistencia de las personas de la tercera edad es responsabilidad del estado, la familia y la sociedad. Igualmente, el código civil y penal sanciona conductas que atenten contra la asistencia moral y material de éste grupo. La ley 100 de 1993, también dicta normas para las personas de la tercera edad, desprotegidas y sin apoyo familiar y social, para éstas existe un servicio de ayudas complementarias obtenido mediante un programa de auxilios, si bien esto representa un avance, también ha tenido múltiples problemas en su ejecución inherentes a su baja cobertura. [2]

En Cuba, la dieta habitual de la mayoría de la población es poco variada e incluye un número reducido de alimentos y preparaciones culinarias. El cuadro epidemiológico del país en los últimos años, y los resultados de la Primera Encuesta Nacional de Consumo, Gustos y Preferencias Alimentarias, realizada recientemente en una amplia muestra de la población, justifican la urgencia de promover el consumo de una dieta variada y equilibrada, pero segura y sana, con el objetivo de prevenir las enfermedades relacionadas con las deficiencias, excesos o desequilibrios alimentarios y promover salud.[10]

Problema de investigacion:

¿Qué relación se establece entre los hábitos nutricionales con variables demográficas, biomédicas, psicosociales, estilos de vida, en los adultos mayores del CMF No. 17 del Policlínico Gilberto Marquetti durante el período de enero del 2021 a enero del 2023?

Justificacion: El perfil de la salud cubana se caracteriza por el predominio de las enfermedades no transmisibles entre las primeras causas de mortalidad, de las cuales, las tres primeras son: las enfermedades del corazón, los tumores malignos y las enfermedades cerebro-vasculares, las que agrupan más del 60% de las defunciones, todas relacionadas con factores de riesgo alimentarios, los que se acrecientan en las personas mayores, indagar en los nexos de estas variables con los hábitos nutricionales en este grupo de edad puede contribuir al posterior manejo y prevención de los factores de riesgo.

Hipótesis

Existe relación entre los hábitos nutricionales de los ancianos con variables demográficas, biomédicas, psicosociales, de estilos de vida, en los adultos mayores del Consultorio Médico de Familia número 17 del Policlínico Gilberto Marquetti de Candelaria, durante el período de enero del 2021 a enero del 2023.

Marco teórico

Evaluar el estado de salud en el adulto mayor resulta complejo, ya que implica medir la resultante de diversas variables de carácter biológico, psicológico y social, establecidas en edades más tempranas y en las que han interactuado los factores genéticos, ambientales y las enfermedades a lo largo de su curso de vida, donde la alimentación y nutrición juega un rol esencial en los adultos mayores.[16]

Alimentación-nutrición

Alimentación es tan solo la forma y manera de proporcionar al cuerpo humano unas sustancias que son indispensables, es la consecuencia de una serie de actividades conscientes y voluntarias en virtud de las cuales el ser humano se proporciona sustancias aptas para su consumo, las modifica partiéndolas, cociéndolas, etc. y acaba introduciéndolas en la boca, masticándolas y deglutiéndolas también de modo voluntario y consciente. El hecho de que este acto sea voluntario y consciente quiere decir que es influenciable por la cultura, situación económica, social, estado físico, mental, etc. [13]

Los alimentos son digeridos en el aparato digestivo transformándose en sustancias nutritivas que son absorbidas y luego transportadas a los tejidos y utilizados por éstos. Estos pasos se realizan de manera involuntaria e inconsciente. Esta actividad involuntaria es ya la nutrición. Se entiende pues por nutrición el conjunto de procesos merced a los cuales el organismo recibe, transforma y utiliza las sustancias químicas contenidas en los alimentos. Estas sustancias químicas constituyen los materiales necesarios y esenciales para el mantenimiento de la vida. Se trata de una actividad inconsciente e involuntaria. Este conjunto de procesos se encuentra afectado fundamentalmente por patologías concretas y algo por los procesos propios del envejecimiento.

Podríamos decir que:

1. Hay muchas maneras de alimentarse y sólo una de nutrirse.

2. Puesto que la alimentación es voluntaria y consciente, es susceptible de ser influenciada por la educación, situación socioeconómica, estados confusionales, pérdidas de memoria, etc.

3. La nutrición del hombre depende esencialmente de su alimentación. El proceso de envejecimiento podría producir alteraciones físicas en el sujeto que modificaran la utilización de los alimentos por parte del organismo. [17]

Aspectos del envejecimiento que influyen en la alimentación-nutrición y viceversa

Las personas mayores son más susceptibles que los adultos jóvenes a los trastornos nutricionales y mayormente debidos no solamente a un solo factor sino a una combinación de factores:

A) El envejecimiento va acompañado de una serie de cambios fisiológicos que describiremos a continuación que modifican los requerimientos nutritivos y que modifican además la utilización de los alimentos por el organismo.

B) La coexistencia de enfermedades físicas y/o mentales frecuentes a esta edad pueden incrementar o disminuir por un lado los requerimientos nutricionales y por otro pueden limitar la capacidad individual para obtener la adecuada alimentación.

C) El aislamiento social que puede aparecer como resultado de la enfermedad o del envejecimiento o los cambios culturales, puede limitar el acceso a los alimentos apropiados.

D) La gran cantidad de personas mayores que viven con ingresos miserables que no les permite adquirir alimentos suficientes. [15]

Existe una variedad de tendencias para clasificar los diferentes estadios del envejecimiento y para diferenciar criterios de inclusión en la edad de los adultos mayores. Por ello el grupo de investigación, fundamentado en estudios que abordan el envejecimiento como un conjunto de fenómenos somáticos, psicológicos y culturales relacionados con las diferencias entre generaciones, y la vejez como un concepto cultural relacionado con las formas de parentesco, la economía, la salud, la capacidad de auto-mantenimiento, con determinados modelos de conducta, de religión, de marginación, con la moral, la política y otros ámbitos culturales y sociales. [16]

Convencionalmente se acepta que la edad adulta tardía comienza a partir de los 65 años y termina con la muerte, pero en nuestra cultura moderna el inicio de esta etapa de la vida puede variar considerablemente de un individuo a otro gracias a los avances logrados en la salud, en la sociedad y en la educación, los cuales han favorecido a un mayor conocimiento y por ende una mayor preocupación por los cambios y enfermedades asociadas a la vejez. En esta etapa se pueden observar transformaciones en todas las áreas del desarrollo humano. En el aspecto físico las capacidades de percepción y sensitivas comienzan a disminuir; hay un retardo progresivo en la velocidad de las respuestas motoras; puede haber pérdida de los dientes, envejecimiento de la piel y del pelo; comienzan a presentarse enfermedades como la artritis, la osteoporosis, patologías cardíacas; y aumentan las probabilidades de disfunción sexual.[17]

Algunos cambios del envejecimiento que inciden en la alimentación y en el estado nutricional del adulto mayor son:

• Factores físicos como problemas de masticación, salivación y deglución, discapacidad y minusvalía, deterioro sensorial, hipofunción digestiva.

• Factores fisiológicos como disminución del metabolismo basal, trastornos del metabolismo de hidratos de carbono de absorción rápida, cambios en la composición corporal, interacciones fármacos - nutrientes, menor actividad física, soledad, depresión, aislamiento y anorexia.

• Factores psicosociales: pobreza, limitación de recursos, inadecuados hábitos alimentarios.

Estos aspectos contribuyen a la fragilización del individuo, entendida esta como una condición que se encuentra con frecuencia y genera una morbilidad y mortalidad importante. La alimentación, el estado nutricional y la actividad física que realiza cada individuo influyen en la evolución de la fragilización, la malnutrición por lo tanto puede ser el origen o la consecuencia de la misma. Los marcadores predictivos de fragilidad son los criterios médicos, funcionales y sociodemográficos. [15]

El estado nutricional de un individuo es el resultado del equilibrio o desequilibrio entre el consumo de alimentos y el aprovechamiento de nutrientes para llenar los requerimientos que necesita el organismo.[3] En la vejez, como en todas las etapas de la vida, la alimentación juega un papel fundamental para la salud y el bienestar. No solo son fuente de nutrientes, sino un vínculo al placer, a la vida social y afectiva, a la comunicación, a la cultura, a las costumbres, a los hábitos y a la vida familiar y comunitaria. No alimentarse adecuadamente conlleva al riesgo de tener problemas de malnutrición, tanto por exceso como por deficiencia, alteraciones del sistema inmunológico, aislamiento social, tristeza, pérdida de las ganas de vivir y de disfrutar. [5]

La Organización Panamericana de la Salud (OPS), reconoció a la población mayor como uno de los grupos nutricionalmente más vulnerables, por los cambios anatómicos y fisiológicos que afectan al estado nutricional de los adultos mayores y promueven su malnutrición. Diversos estudios han mostrado que entre el 5 % y el 10 % de los adultos mayores que viven en comunidad se encuentran desnutridos, y entre el 30 % y 60 % de los hospitalizados en unidades de cuidados intensivos o institucionalizados en asilos.[18]

De las interacciones medicamento-alimento no se tiene mucho conocimiento aunque cada vez se le da mayor importancia, entre otras cosas porque la persona mayor es una gran consumidora de fármacos. Los medicamentos interaccionan por distintos mecanismos, uno de ellos es indirecto y esta originado por la alteración de la flora bacteriana lo que origina graves defectos de absorción de nutrientes. Este mecanismo explica por ejemplo déficits de vitamina K que originan alteraciones en la coagulación.

A continuación resumimos las interacciones recogidas en dos recientes publicaciones y sus consecuencias. [15]

Fármaco Efecto

Clorpromazina

Insulina

Litio Aumento del apetito

Tioridazina

Corticoides

Digoxina Pérdida del apetito

AINES

Antiparkinsonianos Boca seca

Antidepresivos triciclícos

Metotrexate Dificulta la deglución

Fenitoína Anemia con déficit de folato

Laxantes Boca seca, anorexia

Antihistamínicos Hipo- potasemia, malabsorción

Antiácidos Depleción de fosforo, debilidad muscular. [15]

Objetivos

General

- Determinar la relación de los Hábitos nutricionales con variables demográficas, biomédicas, psicosociales, estilos de vida, , en los adultos mayores del Consultorio Médico de Familia No. 17 del Policlínico Gilberto Marquetti durante el período de enero del 2021 a enero del 2023.

Específicos

- Indagar sobre los nexos entre variables sociodemográficas, biomédicas, y los hábitos nutricionales.
- Determinar la asociación entre hábitos nutricionales y algunos factores psicosociales y de estilo de vida en la muestra estudiada.
- Identificar las causas que se asocian a los hábitos nutricionales en este grupo poblacional.

Método

Se realizó un estudio analítico correlacional, con un diseño no experimental cuyo objetivo fue determinar la relación de los Hábitos nutricionales con otras variables demográficas, psicosociales, estilos de vida, valoración nutricional y morbilidad, en los adultos mayores del Consultorio Médico de Familia número 17 del Policlínico Gilberto Marquetti durante el período de enero del 2021 a enero del 2023.

Universo y muestra: Del universo de 190 ancianos, se seleccionó una muestra probabilística de 130 ancianos, que cumplieron los siguientes criterios de inclusión y exclusión.

Criterios de inclusión: Adultos mayores entre 60 y 90 años.

□ Residentes en el Consejo Popular en el momento de la realización de la investigación.

□ Adultos mayores que presenten un funcionamiento mental que le permita responder los cuestionarios y test psicológicos.

Criterios de exclusión: Se excluyó del estudio aquellos adultos de 60 años y más que no aceptaron participar en el estudio, o se muden del lugar antes de concluir el mismo, y los ancianos mayores de 90 años.

Etapa diagnóstica e Información:

Se les explicó a los ancianos que participaron, las características del estudio con el objetivo de motivarlos con el tema; se les aplicó una encuesta (anexo1), para recoger datos generales relacionados con variables demográficas, psicosociales, y de estilos de vida, se indagó sobre el nivel de actividad física, el consumo de cigarrillos y alcohol, el nivel de ingresos, la dependencia económica, el número de personas que conforman la familia, el nivel educativo, y participación en grupos de apoyo, así como los antecedentes de morbilidad, consumo de medicamentos y características particulares que puedan constituir causas para los malos hábitos alimentarios. Se aplicó un cuestionario (Anexo 2) para evaluar los hábitos nutricionales, que incluye el consumo diario de algunos alimentos importantes en la nutrición del adulto mayor, el consumo de agua, de sal, el número de comidas realizadas en el día, el número de días sin consumo de alimentos, la influencia del estado emocional en el consumo.

Para evaluar el estado mental y la depresión como patologías asociadas nos basamos en los test de (Escala de Depresión Geriátrica de Yesavage) (Anexo3) Diseñada por Brink y Yesavage (1982) con el objetivo de evaluar el estado afectivo de los ancianos. Existe una versión de 30 ítems siendo González F. (1988) quien realiza los primeros estudios de validación, sin embargo los mismos autores desarrollaron en 1986 una versión más abreviada, de 15 ítems Aguado C y colaboradores (2000) que ha sido también muy difundida, esta ha sido la escogida para nuestro estudio. Se trata de un cuestionario de respuestas dicotómicas si / no, diseñado en su versión para ser auto-administrado; para esta investigación su aplicación hetero-administrada. [19] El sentido de las preguntas en la escala está invertido de forma aleatoria, con el fin de anular, en lo posible, tendencias a responder en un solo sentido. Su contenido se centra en aspectos cognitivo-conductuales relacionados con las características específicas de la depresión en el anciano. En la aplicación se le pide al sujeto que: "Conteste a las siguientes preguntas sin meditar demasiado sus respuestas "La calificación: cada ítem se valora como 0 / 1, puntuando la coincidencia con el estado depresivo; es decir, las afirmativas para los síntomas indicativos de trastorno afectivo, y las negativas para los indicativos de normalidad. La puntuación total corresponde a la suma de los ítems, con un rango de 0-15. En la versión de 15 ítems se aceptan los siguientes puntos de corte.

No depresión 0-5 puntos

Probable depresión 6-9 puntos

Depresión establecida 10-15 puntos.

Para evaluar la memoria utilizaremos el Inventario de Minimental (Anexo 4)

Operacionalización de las variables

Variable	Descripción	Tipo	Escala
Variables sociodemográficas			
Edad	Edad biológica expresada en años	Cuantitativa Continua	-De 60-69 -70-79 -80 -90 años
Sexo	sexo biológico	Cualitativa nominal dicotómica	-Masculino -Femenino
Variables biomédicas			
Valoración nutricional	Según índice de masa corporal	Cualitativa ordinal	-Obeso: (Mayor de 30) - Sobrepeso: (29,9 – 25) - Normopeso: (24,9 – 20) - Bajo peso: (19,9 – 18,5) - Desnutrido: (Menor de 18,5)
Enfermedades asociadas	Según enfermedades que se declaren	Cualitativa nominal politómica	-HTA -DM - Cardiopatía isquémica - Morbilidad psiquiátrica - Estados confusionales y demencia - Incapacidad física -Reducción de la destreza manual - Deterioro de la movilidad

Variables de estilos de vida			
Nivel de actividad física	- Si realiza ejercicio físico programado, durante al menos 30 minutos y 3 veces por semana - Si no realiza ejercicio físico programado, o menos 30 minutos y menos de 3 veces por semana	Cualitativa nominal dicotómica	- Adecuada -No adecuada
Hábitos tóxicos	-No consume -Cualquier consumo	Cualitativa nominal dicotómica	Frecuencia absoluta y porciento
Hábitos nutricionales	Adecuados Inadecuados	Cualitativa nominal dicotómica	- El 80% del cuestionario se responde positivamente - Menos del 80% de respuestas positiva
Variables psicosociales			
Variable	Descripción	Tipo	Escala
Nivel de ingresos	mayor o igual a 1520 pesos percápita	Cualitativa nominal dicotómica	-Suficiente -Insuficiente
Tamaño de la familia	Número de personas que conforman la familia 1 a 3 miembros 4 a 6 miembros	Cualitativa ordinal	-Pequeña -Mediana -Grande

	Más de 6 miembros		
Consumo de medicamentos	-Cualquier consumo -No consume	Cualitativa nominal dicotómica	-Si -No
Participación en grupos de apoyo.	Adultos mayores que estén vinculados a círculo de abuelo, casa de abuelo, promotores de salud, universidad adulto mayor	Cualitativa nominal dicotómica	-Si -No
Estado de depresión	Según resultado de la Escala de Depresión Geriátrica de Yesavage	Cualitativa nominal politómica	-No depresión 0-5 puntos -Probable depresión 6-9 puntos -Depresión establecida 10-15 puntos
Trastornos de la memoria	Según resultado del Inventario de Minimental	Cualitativa nominal politómica	-Sin deterioro cognoscitivo (24-30 puntos) -Ligero deterioro cognoscitivo (7-23 puntos) -Moderado deterioro cognoscitivo (0-17 puntos) - Severo deterioro cognoscitivo (menos de 10 puntos)
Condiciones o	-Boca: adentia,	Cualitativa nominal	-Si

cambios asociadas al adulto mayor (cambios en la función gastrointestinal)	disminuyen olfato y gusto. Menor potencia masticadora. -Esófago: menor tono del esfínter esofágico superior, retraso en la relajación tras la deglución -Estómago: aumenta el tiempo de vaciado gástrico para líquidos, no para sólidos Motilidad gastrointestinal: El tránsito intestinal puede enlentecerse, hay constipación	dicotómica	-No

Técnicas y procedimientos.

Obtención de la información: La información utilizada fue recolectada a través de la aplicación del cuestionario confeccionado por el equipo de trabajo sometido a valoración por un grupo de expertos y también de las Historias Clínicas Individuales. Los datos recopilados fueron llevados a una Base de Datos utilizando el sistema Microsoft Office Excel 2003.

Técnicas de análisis

Los datos obtenidos se dispusieron para buscar asociación entre variables acorde a los objetivos trazados. Fueron procesados y representados los datos finales en tablas y gráficas. También se utilizó el método estadístico, para el procesamiento de los datos; se determinó la frecuencia absoluta y frecuencia relativa, para la asociación entre variables cualitativas se determinó Ji cuadrado, y para las variables cuantitativas se determinó la media, la desviación estándar y la **t** de student, todo ello para un nivel de significación 0.05.

Aspectos éticos

Cumpliendo con los principios éticos, como el respeto por las personas o autonomía, el de beneficencia y no maleficencia y el principio de justicia, a cada Adulto Mayor o representante de los mismos incluidos en el estudio, previo consentimiento informado (Anexo 5) se les explicó, de forma concreta y hasta lograr su total comprensión, las características de esta investigación y el significado que poseen sus resultados para consigo mismo y la sociedad, quedando en plena libertad de abstenerse a participar en la investigación o retirarse de la misma en el momento que lo desee si así lo considera. Además, mantiene en todo momento la más estricta confidencialidad y discreción. Por tal motivo, se estima que esta investigación cumplió con los principios de la ética médica socialista que están establecidos para este tipo de estudio. Los resultados obtenidos hasta el momento sirvieron como guía práctica a los profesionales que laboran en comunidades con similares características a la nuestra en la elaboración de estrategias en los ancianos, grupo poblacional de gran valor nacional e internacionalmente.

Resultados y discusión

Tabla 1. Relación entre los hábitos nutricionales y el sexo. Consultorio médico de familia número 17 Policlínico Gilberto Marquetti. Candelaria enero 2021- enero 2023.

Hábitos nutricionales	Sexo				Total	
	Femenino		Masculino			
	No	%	No	%	No	%
Adecuados	39	30,0	32	24,6	71	54,6
Inadecuados	23	17,6	36	27,6	59	45,4
Total	58	44,6	72	55,4	130	100,0

$\chi^2 = 3{,}2846$ $p = 0{,}0699$

Fuente: Encuesta

Como ilustra la tabla el sexo masculino tuvo mayor representatividad dentro de la muestra. Resultados que no coinciden con la literatura. El Centro Internacional de Investigación en Estados Unidos reportó que el comportamiento demográfico de la población mayor de 60 años en más de 30 países, estuvo a favor del sexo femenino, predominando genéricamente en relación con los masculinos.[20] En otras casuísticas los hombres representan el 37,1% del total.[21] En Chile, el crecimiento de la población de ancianos es también una realidad. Las expectativas de vida al nacer, para los hombres, en el quinquenio son de 72,3 años y 78,3 años para las mujeres.[21] Las mujeres tuvieron el 30% de ellas con hábitos nutricionales adecuados, mientras que los hombres solo el 24,6%, esto pudiera estar relacionado por la mayor preocupación de la mujer por su estado de salud. Al buscar asociación entrelas variables no se encontró asociación significativa entre los hábitos nutricionales y la edad (p = 0,0699).

Tabla 2. Relación entre los hábitos nutricionales y la edad. Consultorio médico de familia número 17 Policlínico Gilberto Marquetti. Candelaria enero 2021- enero 2023.

Edad	Hábitos nutricionales				Total	
	Adecuados		Inadecuados			
	No	%	No	%	No	%
60 a 69 a	49	37,7	32	24,6	81	62,3
70 a 79	18	13,8	17	13,1	35	26,9
80 a 90	4	3,1	10	7,7	14	10,8
Total	71	54,6	59	45,4	130	100,0
Media y DS	68,7 ± 5,9		71,3 ± 7,6		69,8 ± 6,8	
		t = 2,1950		p = 0,0300		

Una vez analizados los resultados de la investigación, de acuerdo a los datos obtenidos de la población de los adultos mayores permiten verificar que la mayoría se encuentra en las edades de 60 a 69 años, el rango de edad media es de 69,8 años, predominando los hábitos nutricionales adecuados, ecepto en el rango de edad de 80 a 90 años, se encontró asociación entre las variables edad y hábitos nutrionales donde p = 0,0300.y t = 2,1950. Estos resultados coinciden con otros estudios. [22,23] Las personas mayores son el segmento de la población que tiene una mayor preocupación por unos hábitos alimentarios saludables y a elegir aquel tipo de alimentos que mejor contribuyan al incremento de su salud y aumento de la longevidad.

Gort Hernández, realizo una investigación cuantitativa descriptiva y transversal en el consultorio médico de la familia 7 de San Diego de los Baños durante el 2018, la muestra quedo conformada por 265 adultos mayores. Y tuvo un predominio de los adultos mayores entre los 60 y 70 años, coincidiendo con los presentes resultados referentes a la edad. El aumento de la longevidad determina que la mayor parte de los países desarrollados y algunos como Cuba, en vías de desarrollo, exhiban una expectativa de vida al nacer superior a los 70 años, mientras se incrementa la tendencia decreciente en la fecundidad, lo que ha modificado en forma notable la pirámide poblacional.[20]

Tabla 3. Relación entre Hábitos nutricionales y Valoración nutricional. Consultorio médico de familia número 17 Policlínico Gilberto Marquetti. Candelaria enero 2021- enero 2023.

Valoración Nutricional	Hábitos nutricionales				Total	
	Adecuados		Inadecuados			
	No	%	No	%	No	%
Obeso	5	3,8	10	7,7	15	11,5
Sobrepeso	9	6,9	15	11,5	24	18,5
Normo-peso	53	40,8	28	21,5	81	62,3
Bajo peso	4	3,1	6	4,6	10	7,7
Total	71	54,6	59	45,4	130	100,0

$\chi^2 = 10,2625$ $p = 0,0165$

Los hábitos alimentarios influyen en el estado nutricional del adulto mayor, debido a que gran parte de la población encuestada posee hábitos alimentarios saludables e ingesta adecuadas de macro y micronutrientes, lo cual se refleja en el alto porcentaje de adultos mayores con peso normal. Cabe destacar que el índice de masa corporal es solo uno de los parámetros para evaluar el estado nutricional del individuo. Resultados similares se reportan en la literatura. [22,23] Los adultos mayores son el grupo de población de mayor crecimiento en todo el mundo, pero esto no significa necesariamente que su calidad de vida sea mejor. Así como ha aumentado el número de ancianos, aparentemente también ha aumentado entre ellos la incidencia de problemas relacionados con estado alimentario, como la desnutrición, el sobrepeso y la obesidad. [5] Se comprobó que existe una gran asociación entre los hábitos nutricionales y la valoración nutricional del anciano donde $\chi^2 = 10{,}2625$ y el valor de $p = 0{,}0165$ con alta significación estadística.

La alimentación juega un papel protagónico en esa situación, ya que está relacionada con la aparición y mantenimiento de enfermedades, así también, el hecho de vivir más años no significa tener un mejor estado de alimentación, puesto que una gran proporción del adulto mayor tiene problemas de desnutrición, sobrepeso u obesidad, con repercusiones fatales en su calidad de vida y en los costos médicos de atención.[6]

La desnutrición no es una consecuencia inevitable del envejecimiento, pero con el aumento de la edad se producen algunos cambios en la composición del organismo. En las personas mayores sanas disminuye la masa muscular magra aquella formada por (huesos y músculos), fundamentalmente aumenta el contenido de grasa a casi el doble que en la edad adulta mayor. Los esteroides sexuales son importantes reguladores del metabolismo basal.[23] La retirada de los mismos suele ser seguida de caída de la tasa metabólica basal, y con ello, una tendencia aumentada hacia la ganancia no deseada de peso, a expensas del aumento del tamaño de la grasa corporal. La obesidad parece ser hoy el signo nutricional distintivo de los sujetos de la tercera edad.[24] Se discute entonces si la obesidad puede constituirse en un predictor de ocurrencia de morbilidades, o si, por el contrario, es un rasgo adaptativo y por consiguiente un predictor de envejecimiento satisfactorio.[22] Lo cierto es que hoy se cuentan con estudios que han demostrado que los sujetos que arriban a los 60 años de edad con un peso corporal aumentado para el que le corresponde según la talla evolucionan durante más tiempo libres de morbilidades y discapacidades que incluso aquellos con un peso anticipado de la talla.[24]

El adulto mayor se encuentra en riesgo incrementado de desnutrición,que puede sobrevenir por cambios que ocurren en la masa magra corporal por el solo efecto de la edad. Con la edad ocurre una reducción del 6.3% del tamaño de la masa magra corporal.[25] El músculo esquelético representa la mitad de la masa magra corporal, es lógico suponer entonces que el envejecimiento trae consigo también reducción importante del tamaño de este componente de la economía, con las temidas repercusiones sobre la autonomía y el validismo de la persona, una pérdida involuntaria de peso de al menos el 10.0% del sostenido habitualmente por el sujeto puede implicar una morbilidad incrementada, discapacidad aumentada, invalidez, y riesgo importante de muerte en el mediano plazo, si no se interviene adecuadamente.[25]

Algunos estudios evidencian que el aumento de peso producido en las primeras etapas del envejecimiento es debido a un significativo aumento de la grasa corporal. La pérdida de peso observada después de los 65 años parece deberse tanto a la pérdida de masa muscular como a la de grasa corporal junto con la progresiva disminución de la talla. [21,26]

La relación entre el IMC y la mortalidad en el anciano es diferente de la encontrada en adultos y se define como "paradoja de la obesidad". Se han encontrado varios estudios en los que la disminución de las tasas de mortalidad

por diversas causas y en especial por enfermedad cardiovascular es menor en sujetos con IMC entre 25 y 35 Kg /m². Aunque el IMC es un buen indicador de cambios corporales y, especialmente, de la masa grasa, en los ancianos su uso e interpretación tiene limitaciones. La evaluación antropométrica de los ancianos únicamente por el peso y el IMC es insuficiente y parece necesario examinar índices antropométricos más específicos para la correcta evaluación. [27,28]

El aumento de la adiposidad abdominal se ha identificado como un factor de predicción de morbilidad; varios estudios demuestran que un bajo IMC está asociado con la discapacidad en las actividades diarias y con la desnutrición Mientras que un alto IMC parece ser un factor de riesgo de la capacidad funcional, y frecuentemente se acompaña de mayor mortalidad, menor calidad de vida y evidentemente con un menor riesgo de desnutrición. [16,29]

El retraso en la curación de una herida, la aparición de anemia, la reducción de la función cognitiva o la inmunosupresión, pueden ser consecuencia de un estado de malnutrición. Por otro lado, la aparición de enfermedades degenerativas, propias del envejecimiento, puede ser a su vez causa de malnutrición.[16]

Tabla 4. Relación entre Hábitos nutricionales y Morbilidad asociada. Consultorio médico de familia número 17 Policlínico Gilberto Marquetti. Candelaria enero 2021- enero 2023.

Morbilidad asociada	Hábitos nutricionales				Total	
	Adecuados		Inadecuados			
	No	%	No	%	No	%
HTA	26	22,4	20	17,2	46	39,7
Cardiopatía isquémica	13	11,2	8	6,9	21	18,1
DM	14	12,1	3	2,6	17	14,7
Morbilidad psiquiátrica	9	7,8	14	12,1	23	19,8
Incapacidad física	3	2,6	6	5,2	9	7,8

$\chi^2 = 9{,}6283$ $p = 0{,}0472$

La frecuencia de enfermedades se incrementa con la edad. Hay factores dietéticos claramente implicados en la etiología de estas enfermedades y, a su vez, una adecuada educación nutricional puede tener un papel beneficioso en su prevención y tratamiento.

Los resultados demuestran una gran prevalencia de la HTA, el 39,7% como morbilidad asociada, lo que corresponde con la mayoría de las revisiones nacionales como internacionales, [3,7,22] también se muestra que contraproducentemente, la mayoría de los pacientes con estas enfermedades practicaban hábitos nutricionales adecuados, el valor de p= 0,0472, resultó significativo, lo que demuestra la relación entre los hábitos nutricionales y la morbilidad asociada.

Al envejecer, es más probable que las personas presenten multimorbilidad, es decir, varias enfermedades crónicas simultáneamente, por lo que las interacciones entre enfermedades y trastornos son muy comunes. La multimorbilidad también se asocia con mayores tasas de utilización de los servicios de asistencia sanitaria y aumento del gasto sanitario. [30] Según el informe mundial sobre el envejecimiento y la salud de la OMS del 2015 la multimorbilidad es la presencia de dos o más enfermedades crónicas. Una extensa revisión sistemática de varios estudios realizados en siete países de ingresos altos concluyó que más del 50% de las personas mayores presentan multimorbilidad, con una prevalencia que aumenta notablemente con la edad. [10] Otros estudios efectuados en China [9] y España dieron resultados similares,[17] ya que más de la mitad de las personas chinas mayores de 70 años y entre la mitad y dos tercios de las españolas mayores de 65 años presentaban dos o más afecciones crónicas.[9,17]

Los hábitos nutricionales inadecuados constituyen un factor de riesgo, que influyen en la nutrición, son un agravante que se asocia a numerosas enfermedades crónicas y también deteriora el pronóstico en el curso de patologías agudas. Se sabe que en los senescentes existe una relación recíproca entre nutrición y enfermedad; así por ejemplo se enferman más los ancianos desnutridos y se desnutren más los ancianos enfermos. Por otra parte, los hábitos nutricionales adecuados contribuyen a una buena nutrición e influyen positivamente al mantenimiento de la función en los diferentes órganos y sistemas.[31]

La malnutrición está asociada con la disminución de la masa y fuerza musculares provocando, por tanto, una reducción de la actividad física y un aumento de los trastornos de la marcha y de las caídas. Asimismo, ocasiona una pérdida de la respuesta inmune del individuo, con el concomitante incremento en el riesgo de complicaciones infecciosas, las cuales a su vez agravan la situación de anorexia, apatía y pérdida de peso, y con ello la desnutrición.[27,32]

La ingesta inapropiada de alimentos, concentraciones inadecuadas de vitaminas, minerales o lípidos en sangre y otras alteraciones relacionadas con los malos hábitos alimentarios origina estados de malnutrición. El proceso de hipercatabolismo puede verse desencadenado por una enfermedad infecciosa, una destrucción celular en un accidente cerebrovascular o durante una reparación tisular tras una fractura. [33]

Las morbilidades psiquiátricas tuvieron una gran prevalencia (19,8%) de los encuestados, los que en su mayoría practicaban hábitos nutricionales inadecuados, lo que puede repercutir notablemente en la nutrición general y la calidad de vida de los ancianos, estos resultados son similares a los encontrados en la literatura. [34]

Hay que tener en cuenta que el inevitable deterioro relacionado con la edad es modesto, especialmente en relación con la fuerza y vigor necesarios para actividades rítmicas, como caminar o nadar. Por tanto, aunque no deja de tener un riesgo animar al aumento de actividad física a las personas de edad avanzada, los peligros de permanecer innecesariamente inactivos pueden ser mayores. Una actividad física adecuada disminuye la pérdida de masa ósea, disminuye los lípidos sanguíneos, reduce la glucemia y el riesgo de diabetes y mejora el estado cardiovascular. Puede evitar la sarcopenia, mejorar la masa y la fuerza musculares y puede ser una buena estrategia para mantener un buen estado funcional. Una buena medida puede ser el paseo diario que, además, es útil para aumentar el tiempo de exposición al sol. [16,20]

Tabla 5. Relación entre Hábitos nutricionales y factores psicosociales. Consultorio médico de familia número 17 Policlínico Gilberto Marquetti. Candelaria enero 2021- enero 2023.

Factores psicosociales	Hábitos nutricionales				Total	
	Adecuados		Inadecuados			
	No	%	No	%	No	%
Consumo de medicamentos	39	30,0	47	36,2	86	66,2
Estados de depresión	4	3,1	6	4,6	10	7,7
Participación en grupos de apoyo	4	3,1	0	0,0	4	3,1

Según ilustran los resultados al analizar los factores psicosociales se obtuvo que el consumo de medicamentos tuvo gran representatividad, el 66,2% de los ancianos, coincidiendo que tenían una práctica inadecuada de los hábitos alimentarios, cuando coinciden estos dos factores se pueden incrementar los trastornos de la nutrición y otras alteraciones orgánicas y funcionales en los adultos mayores, nuestros resultados coinciden con algunos estudios. [25,34]

Es éste un problema potencial especialmente importante en las personas de edad, por varias razones: como ya se ha comentado, la función gastrointestinal disminuye con el envejecimiento, por lo que al consumir fármacos crónicamente, se entra en competición por los lugares de absorción con los nutrientes. Además, el grupo de población que lógicamente consume un mayor número de fármacos y, además, cada vez durante más tiempo. La conquista afortunada de una mayor esperanza de vida en los países occidentales conlleva de manera paralela un mayor tiempo de exposición a fármacos que pueden tener una repercusión nutricional muy variable. Por último, sabemos que entre los nutrientes son las vitaminas las que "sufren" un mayor número de interacciones posibles y, precisamente, es en algunos de estos micronutrientes en los que se observan ingestas deficitarias en los países occidentales.[9]

La utilización crónica de medicamentos puede afectar a la nutrición de muy diversas maneras: induciendo directamente pérdida o estímulo del apetito, o también indirectamente actuar sobre la ingesta mediante la alteración del sentido del gusto, la inducción de náuseas, vómitos, etc.; lesionando la superficie de absorción intestinal de los nutrientes; disminuyendo la utilización de los nutrientes; aumentando la excreción urinaria. [35]

Con la edad se reduce la capacidad de metabolizar los lípidos, y el metabolismo proteico también se encuentra afectado. Estos cambios en la composición corporal tendrán una gran importancia en la distribución de muchos medicamentos, que será distinta a la del adulto, lo que tendrá una gran importancia y repercusión en el problema de las interacciones nutrientes-fármacos en las personas de edad.[35]

Muchos medicamentos de los que usualmente toman los mayores para sus dolencias resultan anorexígenos y les hacen inapetentes como los diuréticos, diltiazén, digoxina, antidepresivos tricíclicos, fluoxetina, clorpromacina, haloperidol, sedantes, citostáticos, etc. [20] Otros muchos les alteran el gusto, rechazando los alimentos como el captopril, enalapril, amiloride, hidroclorotiazida, espironolactona, nifedipino, diltiazen, Propanolol, ibuprofeno, penicilina, lincomicina, metronidazol, claritromicina, etambutol, carbamacepina, levo-dopa, Sulmatriptán, fluorazepán, triazolán, zopiclona, 5-fluoruracilo. [21] Por último, otros inhiben la absorción de alimentos como los antiácidos, colchicina, cimetidina, fenitoína y algunos diuréticos. [21,35]

En nuestra casuística solo cuatro ancianos participaron en grupos de apoyo, y todos tuvieron hábitos nutricionales adecuados, estos resultados fueron similares a otras investigaciones. [36,37]

Existe un sinnúmero de factores de riesgo que facilitan o provocan malnutrición en el senescente, entre las que se pueden destacar: Falta de educación nutricional, ingesta inapropiada de alimentos (cantidad y/o calidad), pobreza, aislamiento social, dependencia y/o discapacidad, patologías asociadas (agudas y/o crónicas), tratamientos farmacológicos, edad avanzada, trastornos afectivos y cognitivos. [38]

Poder disfrutar de los cuidados y la protección de la familia y la comunidad de conformidad con el sistema de valores culturales de cada sociedad, Poder formar movimientos o asociaciones de personas de edad avanzada contribuye a la formación de hábitos y buenas prácticas alimentarias, que repercuten en la alimentación y la calidad de vida.[31]

Existen elementos relacionados con el envejecimiento que se asocian en forma directa con una malnutrición y preferentemente con una desnutrición. Entre ellos destaca la mayor labilidad emocional en los viejos, la que muchas veces lo motiva a no comer, como una forma de protestar o de llamar la atención, así como también la ingesta exagerada, producto de estados ansiosos o de soledad. [39]

Tabla 6. Relación entre Hábitos nutricionales y nivel de ingresos. Consultorio médico de familia número 17 Policlínico Gilberto Marquetti. Candelaria enero 2021- enero 2023.

Nivel de ingresos	Hábitos nutricionales				Total	
	Adecuados		Inadecuados			
	No	%	No	%	No	%
Suficiente	61	46,9	25	19,2	86	66,0
Insuficiente	10	7,69	34	26,1	44	34,0
Total	71	54,6	59	45,4	130	100

$\chi^2 = 27{,}2855$ p = 0,0000

Al estudiar la relación entre los hábitos nutricionales y el nivel de ingreso, este fue suficiente en la mayoría los adultos mayores (66 %), teniendo también prácticas nutricionales adecuadas, con valores de $\chi^2 = 27{,}2855$ y p = 0,0000, resultando muy significativa la relación entre ambas variables. En nuestro país se brinda protección al adulto mayor, y en las instituciones que atienden a estos grupos vulnerables existe calidad en el sistema alimentario.

Los datos estadísticos de las condiciones de vida de los adultos mayores en otros estudios reportan que de 11.7millones de personas mayores de 60 años en México (másde75%) carece de pensiones; y casi el 50% tiene empleos temporales, no recibe algún tipo de prestación social básica como los son el servicio médico, vacaciones o aguinaldo. [5,24] El vivir en condiciones de inseguridad alimentaria conlleva a cambios en la cantidad y calidad de la dieta, favoreciendo la carencia de nutrientes esenciales, aumentando los riesgos de enfermedades crónicas no trasmisibles, que pueden acelerar procesos degenerativos funcionales, cognitivos, dependencia, fragilidad e invalidez en este grupo de edad. [24]

Otras investigaciones han reportado en otros países de América Latina por ejemplo en el caso de Ecuador se reportó en 2012 una prevalencia de riesgo de malnutrición de 27.8%y 28.9% de malnutrición; y en el caso de Colombia en 2016, se encontraron cifras elevadas de adultos con riesgo de malnutrición (33.7%) y de malnutrición (14.3%). [40] Se ha comprobado que pacientes con estado nutricional deteriorado son adultos con mayor comorbilidad, dependencia y tienen estancias hospitalarias más prolongadas; por lo que se debe poner especial atención a esta población para mejorar su estado de nutrición. [31]

Entre los muchos factores socioeconómicos que pueden afectar a la dieta y, por tanto, al estado de salud, debe destacarse el muchas veces drástico abandono de la actividad laboral; la pérdida de poder adquisitivo por las pensiones percibidas; la falta de conocimientos sobre lo que debería ser una alimentación equilibrada y sana; hábitos alimentarios muy rígidos con incapacidad para adaptarse a nuevos alimentos y estrategias modernas de mercado, etc. [35]

Por otro lado, las personas que viven en instituciones realizan en las mismas todas las comidas, y aun teniendo en cuenta las lógicas diferencias entre instituciones, en general no se suele seguir un criterio dietético especial para este grupo de edad, con la excepción de las dietas diseñadas para patologías concretas. La consecuencia es que en muchas ocasiones hay monotonía en las comidas, olvidándose de la importancia de mantener el placer de comer con la edad. Añadido, y no menos grave, es el hecho de que en la mayoría de las ocasiones las comidas han sido preparadas con gran anticipación a ser consumidas, con pérdida de nutrientes, especialmente vitaminas por mantener las comidas en caliente de manera prolongada. [4]

Tabla. 7 Relación entre Hábitos nutricionales y tamaño de familia. Consultorio médico de familia número 17 Policlínico Gilberto Marquetti. Candelaria enero 2021- enero 2023.

Hábitos nutricionales	**Tamaño de familia**						**Total**	
	Familia pequeña		**Familia mediana**		**Familia grande**			
	No	**%**	**No**	**%**	**No**	**%**	**No**	**%**
Adecuados	28	21,5	25	19,2	18	13,8	71	54,6
Inadecuados	15	11,5	13	10,0	31	23,8	59	45,4
Total	43	33,1	38	29,2	49	37,7	130	100,0

$\chi^2 = 10,1475$ $p = 0,0063$

En cuanto al tamaño de la familia, la grande predominó en la muestra, lo que coincide con otros estudios nacionales, [41] donde el predominio es a expensas de las grandes debido a las dificultades con la vivienda y la coincidencia de varios subsistemas familiares bajo el mismo techo. En cuanto a la relación entre las variables existió gran significación estadística para un valor de p = 0,0063, cuando las familias fueron más numerosas, practicaron hábitos nutricionales inadecuados.

Todos los alimentos que ingerimos habitualmente constituyen nuestra dieta. La forma en la que cada persona conforma su dieta, mediante la combinación de los distintos alimentos, depende de muchos factores (psicosociales, económicos, culturales, religiosos, etc), lo que permite que exista una gran diversidad de dietas que son variables según individuos, países, días de la semana, estación del año, edad, género, situación fisiológica, actividad física, etc. Sin embargo, esta diversidad, depende del medio familiar pudiendo ser sanas y saludables, o totalmente inadecuadas, según costumbres y necesidades. Una alimentación o dieta saludable hace posible el mantenimiento de un óptimo estado de salud, a la vez que permite la realización de las distintas actividades físicas cotidianas y de trabajo. [43]

Por otro lado, el aislamiento y la soledad conducen entre los que viven solos, al consumo de comidas fáciles o ya preparadas y recalentadas en varias ocasiones, debido a la falta de motivación de las mujeres o a la menor habilidad culinaria de los hombres y, en el peor de los casos, a una omisión del número de comidas. No nos cabe duda, por tanto, que gozar de apoyo social y comer en compañía mejora el apetito, la ingesta, y en definitiva, el estado nutritivo. [44]

Las familias numerosas tienden a afectar su funcionabilidad. Las tareas, los problemas y conflictos del desarrollo normativo se entrecruzan y afectan por otros procesos que puede vivir la familia derivados de la vivencia de los llamados acontecimientos situacionales y accidentales que dado el significado y la repercusión que tienen para la vida familiar, también producen nuevos problemas, exigen cambios y ajustes en la familia. [31]

Tabla 8. Relación entre Hábitos nutricionales y nivel de actividad física. Consultorio médico de familia número 17 Policlínico Gilberto Marquetti. Candelaria enero 2021- enero 2023.

Nivel de actividad física	Hábitos nutricionales				Total	
	Adecuados		Inadecuados			
	No	%	No	%	No	%
Adecuada	31	23,8	13	10,0	44	33,8
No Adecuada	40	30,8	46	35,4	86	66,2
Total	71	54,6	59	45,4	130	100,0

$\chi^2 = 6,7319$ $p = 0,0095$

La tabla muestra una estrecha relación entre el nivel de actividad física y los hábitos nutricionales, donde p = 0,0095 tiene un valor muy significativo, los ancianos con un nivel de actividad física no adecuada, practicaron hábitos nutricionales inadecuados, estos resultados coinciden con los obtenidos por Cesari M [20]

En los mayores, el verdadero equilibrio dietético se alcanza cuando se combina la dieta saludable junto a ejercicio o actividad física regular, acorde siempre a las posibilidades de cada persona y que normalmente puede consistir en paseos de 25-30 minutos, dos veces al día, a un ritmo de paseo cardiovascular de 5-6 km/hora. La disminución de la actividad física es uno de los factores que más afecta al estado nutricional de las personas de edad. Una menor actividad va a provocar una menor ingesta energética, lo que va a hacer difícil en muchas ocasiones, la vehiculización de nutrientes, especialmente vitaminas y minerales. Es por ello que existe en la actualidad un gran interés en transmitir a las personas de edad la necesidad de que mantengan un nivel de actividad física acorde con sus posibilidades. Además, el ejercicio físico realizado con regularidad puede retrasar la aparición de algunos síntomas que acompañan a las enfermedades degenerativas, manteniendo la capacidad funcional, paliando los cambios en la composición corporal y, en definitiva, contribuir a la autonomía y calidad de vida del individuo.

La actividad física a lo largo de la vida tiene muchos beneficios, entre ellos aumentar la longevidad. Por ejemplo, un análisis combinado reciente de grandes estudios longitudinales reveló que las personas que dedican 150 minutos por semana a realizar actividad física de intensidad moderada presentaban una reducción del 31 % de la mortalidad en comparación con las que eran menos activas. El beneficio fue superior en los mayores de 60 años. [43].

La actividad física tiene muchos otros beneficios en la vejez. Entre otros, mejora la capacidad física y mental (por ejemplo, al preservar la fuerza muscular y la función cognitiva, reducir la ansiedad y la depresión y mejorar la autoestima; previene y reduce los riesgos de enfermedades (por ejemplo, el riesgo de cardiopatía coronaria, diabetes y accidente cerebrovascular); y mejora la respuesta social (por ejemplo, al facilitar una mayor participación en la comunidad y el mantenimiento de redes sociales y vínculos intergeneracionales (Informe de la OMS, 2015). [23] Estos beneficios pueden ser sustanciales. Por ejemplo, algunos estudios transversales y longitudinales señalan una reducción del 50 % del riesgo de presentar limitaciones funcionales en quienes hacen actividad física regular y, al menos, de intensidad moderada. [44,45]

Algunos ensayos controlados aleatorizados también indican beneficios similares y el entrenamiento de resistencia progresiva parece tener beneficios La actividad física también parece preservar, e incluso mejorar, la función cognitiva en las personas sin demencia, al reducir el deterioro cognitivo. [46,47]

Además, la actividad física protege contra algunos de los problemas de salud más importantes en la vejez. La inactividad física puede ser responsable de hasta el 20 % del riesgo de demencia, y se ha calculado que cada año podrían evitarse 10 millones de casos nuevos en todo el mundo si los adultos mayores realizaran la actividad física controlada, los accidentes cerebrovasculares provocan una de las mayores cargas de enfermedad en la vejez. La actividad física moderada puede reducir el riesgo entre un 11 % y un 15 %, mientras que la actividad física vigorosa tiene aún mayores beneficios, al reducir el riesgo entre un 19 % y un 22 %. Sin embargo, a pesar de los claros beneficios de la actividad física, la proporción de la población que realiza los niveles recomendados de ejercicio disminuye con la edad. Los datos de la Encuesta Mundial de Salud de la OMS (Informe de la OMS, 2015) indican que alrededor de un tercio de las personas de entre 70 y 79 años de edad y la mitad de las personas de 80 años o más no cumplen con las directrices básicas de la OMS sobre la actividad física en la vejez. [23]

Tabla 9. Relación entre Hábitos nutricionales y hábitos tóxicos. Consultorio médico de familia número 17 Policlínico Gilberto Marquetti. Candelaria enero 2021- enero 2023.

Hábitos tóxicos	Hábitos nutricionales			
	Adecuado		No adecuado	
	No	%	No	%
Fumadores	23	17,6	31	23,8
Ingieren alcohol	3	2,3	15	11,5
Total	26	20,0	46	35,3

$\chi^2 = 3{,}9331$ $p = 0{,}0473$

Según se muestra del total de fumadores la mayoría (el 23,8 %,) tiene hábitos nutricionales inadecuados, lo mismo sucede con los bebedores el (11,5 %), por lo que al estudiar la relación entre las variables existió una alta significación estadística, p = 0,0473. Estos resultados coinciden con la mayoría de los autores. [48,49]

La literatura médica consultada coincide en que los ancianos que fuman se alimentan menos, reflejando sensación de saciedad. [28,30]

El hígado de menor tamaño en los ancianos, no puede metabolizar tanto alcohol como en el caso de los adultos jóvenes. En la indagación de Vázquez Palacios encontró que otros aspectos determinan directa o indirectamente el consumo y aprovechamiento biológico de los alimentos, se encontró que el 23% de los adultos mayores fuma y el 16% consume alcohol. Al analizar si practicaban actividad física se observó que el 49% no realiza ningún tipo de actividad, además de esto el 72% manifestó no realizar ninguna actividad recreativa. [50]

El alcohol es un elemento nocivo en la dieta, ya que inhibe el apetito e inhibe la absorción de determinados nutrientes. Solo es saludable tomar el equivalente a 20-25 g/día, es decir, 1 vasito pequeño de vino en la comida y en la cena, siempre que no esté contraindicado. [51]

Tabla 10. Relación entre Hábitos nutricionales y condiciones asociadas del adulto mayor. Consultorio médico de familia número 17 Policlínico Gilberto Marquetti. Candelaria enero 2021- enero 2023.

Condiciones asociadas	Hábitos nutricionales				Total	
	Adecuados		Inadecuados			
	No	%	No	%	No	%
Adentia	33	25,4	65	50,0	98	75,4
Disminuyen olfato y gusto	1	0,8	5	3,8	6	4,6
Menor potencia masticadora	5	3,8	13	10,0	18	13,8
Menor tono del esfínter esofágico superior	9	6,9	14	10,8	23	17,7
Retraso en la relajación tras la deglución	18	13,8	24	18,5	42	32,3
Aumenta el tiempo de vaciado gástrico para líquidos, no para sólidos	1	0,8	5	3,8	6	4,6
Motilidad gastrointestinal	34	26,2	53	40,8	87	66,9

Al analizar el comportamiento de las condiciones asociadas y los hábitos nutricionales se encontró que la adentia fue la mayormente representada en los ancianos, seguida de la alteración de la motilidad gastrointestinal, para un 75,4%, y 66,9% respectivamente, las que se asociaron a los hábitos inadecuados de alimentación, estos resultados son similares a los encontrados en la literatura. [51,52]

Los hábitos nutricionales pueden estar condicionados por problemas odontológicos, trastornos de la deglución, consumo de alcohol y tabaco etc. [50]

El envejecimiento produce cambios importantes a lo largo del tracto gastrointestinal: en general, los procesos digestivos y de absorción son más lentos, ya que hay pérdida de la superficie de absorción, lo que puede repercutir especialmente en la absorción de vitaminas y oligoelementos. Cuanto más vive la gente, mayor es la posibilidad de

pérdida de piezas dentales y menor la de reemplazarlas con prótesis de forma satisfactoria. Estas pérdidas son debidas, generalmente, a enfermedades periodontales cuya causa, a su vez, puede ser la baja relación calcio/fósforo y las bajas ingestas de vitamina D, asociado con osteoporosis. La incapacidad para una masticación adecuada conduce a muchas modificaciones de los modelos dietéticos, con una gran tendencia a sustituir algunos alimentos. En primer lugar, los problemas de masticación pueden ocasionar insalivación inadecuada, con disminución de la capacidad de absorción. [52]
Por otro lado, se suprime o disminuye el consumo de ciertos grupos de alimentos con repercusión nutricional: las dificultades de masticación conducen a tomar menos frutas y hortalizas crudas, lo que produce un menor consumo de fibra, con disminución de la motilidad intestinal, problemas de estreñimiento que se tratan de resolver en muchas ocasiones con la utilización de laxantes, los cuales dificultan la absorción de vitaminas liposolubles; también el menor consumo de frutas y verduras crudas conlleva per se una menor ingesta de vitaminas hidrosolubles. Además, debido a los problemas de masticación, también se suele observar una menor ingesta del grupo de carnes, lo que implica una menor ingesta de hierro hemo, que puede conducir a anemia que, a su vez, repercute en una actividad física disminuida.[53]
Hacia los 60 años, se inicia el desgaste de la superficie dental masticadora. Con la disminución y/o modificación del sentido del gusto disminuye el placer de comer y se pierde el interés por los alimentos, dando lugar a una menor ingesta o a una elección errónea de los alimentos. Con la edad, hay además una pérdida progresiva de papilas gustativas que afecta, fundamentalmente, a la parte anterior de la lengua, es decir, donde están situadas precisamente las encargadas de detectar preferentemente los sabores dulce y salado.Todo lo anterior va a tener una gran importancia, fundamentalmente si se considera la importancia del placer de comer en las personas mayores. La pérdida de sensibilidad olfatoria empieza normalmente a los 60 años, e incluso más temprano, y es más severa después de los 70. [54]

Conclusiones

El sexo masculino y el rango de edades de 60 a 69 años tuvieron mayor representatividad dentro de la muestra, no se encontró asociación significativa entre los hábitos nutricionales y la edad, predominando los hábitos nutricionales adecuados.

La mayoría de los ancianos fueron evaluados como normopeso, existiendo una gran asociación entre los hábitos nutricionales y la valoración nutricional del anciano.

Existe relación entre los hábitos nutricionales y la morbilidad asociada, donde la HTA fue la más común.

Dentro de los factores psicosociales se obtuvo que el consumo de medicamentos tuvo gran prevalencia.

Resultó muy significativa la relación entre las variables hábitos nutricionales y nivel de ingreso, siendo estos en su mayoría suficientes.

Hubo relación significativa entre el tamaño de la familia y los hábitos nutricionales, predominando las familias grandes, cuando las familias fueron más numerosas, practicaron hábitos nutricionales inadecuados

Hay una estrecha relación entre el nivel de actividad física y los hábitos nutricionales. Cuando el nivel de actividad física fue no adecuada, las prácticas alimentarias también lo fueron.

También existió relación entre los hábitos tóxicos y nutricionales, con gran predominio de fumadores.

De las condiciones asociadas a los hábitos nutricionales la adentia fue la mayormente representada en los ancianos, la que se asoció a los hábitos inadecuados de alimentación.

Recomendaciones

Recomendamos realizar estudios relacionados con este tema, que abarquen todos los aspectos del envejecimiento, divulgar los resultados de la investigación para que puedan ser utilizados para el manejo y seguimiento de este grupo poblacional.

Referencias bibliográficas

1. Miranda Pérez Y, Peña González M, Ochoa Roca TZ, Sanz Candía M, Velázquez Garcés M. Caracterización nutricional del adulto mayor en el policlínico René Ávila Reyes, Holguín, Cuba. CCM [Internet]. 2019 [citado 17 Feb 2021];, 23(1):[aprox. 0 p.]. Disponible en: http://www.revcocmed.sld.cu/index.php/cocmed/article/view/3055

2. He W, Goodkind D, Kowal PR. An aging world: 2015. United States Census Bureau. Washington: 2016.

3. Benítez Pérez M. Population Aging: Present and Future. Medisur [Internet]. 2017 [citado 13/12/2018];15(1):8-11. Disponible en: http://scielo.sld.cu/scielo.php?script=sci_arttext&pid=S1727897X2017000100003&lng=es

4. Ganga Contreras F, Pinones Santana MA, González Vásquez D. Rol del Estado frente al envejecimiento de la población: el caso de Chile. Convergencia [Internet]. 2016 [citado 25/02/2019];23(71):175-200. Disponible en: http://www.scielo.org.mx/scielo.php?script=sci_arttext&pid=S140514352016000200175&lng=es&nrm=iso

5. Instituto Nacional de las Personas Adultas Mayores. Perfil demográfico, epidemiológico y social de la población adulta mayor en el país, una propuesta de política pública. México: INAPAM; 2015. [Disponible en: https://goo.gl/ j Nz U Jn. Consultado Octubre 20, 2018].

6. Osorio Pérez O. Vulnerabilidad y vejez: implicaciones y orientaciones epistémicas del concepto de vulnerabilidad. Intersticios sociales. 2017. [Disponible en: http://www.scielo.org.mx/pdf/ ins/n13/2007-4964-ins-13-00003.pdf.Consultado Octubre10, 2018].

7. Deossa-Restrepo GC, Restrepo-Betancur LF, Velásquez-Vargas JE, Varela-Álvarez D. Evaluación nutricional de adultos mayores con el Mini Nutritional Assessment: MNA. Rev Univ.Salud.2016; 18(3):494-504.

8. Rodríguez Sotomayor Y, Pardo Fernández A. Concepción epistemológica emergente de equidad de género en el envejecer de las mujeres. Rev Inf Cient [Internet]. 2018 [citado 25/02/2019];97(4):732-43. Disponible en: http://scielo.sld.cu/scielo.php?script=sci_arttext&pid=S1028993320180004007 32&lng=es

9. Zamora Intriago IE, Barbosa Y. Los riesgos de manipulación de los alimentos funcionales y su importancia para la salud. CCM [Internet]. 2019 [citado 17 Feb 2021];, 23(3):[aprox. 0 p.]. Disponible en:

http://www.revcocmed.sld.cu/index.php/cocmed/article/view/3145

10. Organización Mundial de la Salud. Informe Mundial sobre el Envejecimiento y la Salud.Ginebra,Suiza: OMS;2015.

11. Aparecida F, Rezende C, Queiroz-Ribeiro A, Eloiza-Priore S; Castro Franceschinni SC. Anthropometric differences related to genders and age in the elderly. Nutr Hosp. 2015; 32(2):757-764.

12. Hernández-Galiot A, Goñi Cambrodón I. Calidad de la dieta de la población española mayor de 80 años no institucionalizada. Nutr Hosp. 2015; 31(6):2571-2577.

13. Carpena D. Hábitos alimenticios en los mayores. Biblioteca del Congreso Nacional de Chile. 2010 [Internet] Disponible en: http://www.ligasmayores.bcn.cl/content/view/701708/Habitos-alimenticios-en-los-mayores.html. Consultado Julio de 2011

14. Ramos Toro M. Estudio etnográfico sobre el envejecer de las mujeres mayores desde una perspectiva de género y de curso vital [Internet]. Rev Ciencias Sociales e Investigación Social [citado 06/06/2019].2018;(21):75-107. Disponible en: http://revistaprismasocial.es/article/view/2448

15. World Health Organization, Global health estimates [website]. Geneva: World Health Organization; 2015. (http://www.who.int/healthinfo/global_burden_disease/en, accessed 24 July 2015

16. Sánchez Barrera O, Martínez Abreu J, Gispert Abreu EA, et al. Acciones intersectoriales para una longevidad satisfactoria desde un envejecimiento activo. En: Ministerio de Salud Pública de Cuba. II Convención Internacional de Salud Pública 2015 [Internet]. La Habana: Ministerio de Salud Pública de Cuba; 2015 [citado 05/01/2019]. Disponible en: http://www.convencion salud 2015.sld.cu/ index. php/ convención salud/2015/paper/vi ew/1730/791

17. Bernal J, Candela Y. Vulnerabilidad alimentaria en el adulto mayor. Métodos para su medición. Rev Esp Nutr Comunitaria.2017; 23(2):59-60.

18. Alfonso Figueroa L, Soto Carballo D, Santos Fernández NA. Calidad de vida y apoyo social percibido en adultos mayores. Rev Ciencias Médicas [Internet]. 2016 [citado 13/12/2018];20(1). Disponible en:

http://scielo.sld.cu/scielo.php?script=sci_arttext&pid=S156131942016000100012&lng=es

19. Vadiveloo M, Parekh N, Mattei J.Greater healthful food variety as measured by the US Healthy Food Diversity index is associated with lower odds of metabolic syndrome and its components in US adults. J Nutr. 2015 Mar;145(3):564-71. J Nutr. 2015 Jun;145(6):1373.

20. Gort Hernandez M, Guzmàn Carballo NM, Mesa Trujillo D, Miranda Jerez PA, Espinosa Ferro Y. Caracterización del consumo de medicamentos en el adulto mayor. Rev cuba med gen integr [Internet]. 2019 [citado 19 Feb 2021];, 35(4):[aprox. 0 p.]. Disponible en: http://www.revmgi.sld.cu/index.php/mgi/article/view/970

21. Martínez-Pérez T, González-Aragón C, Castellón-León G, et al. El envejecimiento, la vejez y la calidad de vida: ¿éxito o dificultad? Revista Finlay [Internet]. 2018 [citado 06/06/2019];8(1). Disponible en: http://www.revfinlay.sld.cu/index.php/finlay/article/view/569

22. Alderman MH. Dietary sodium: Where science and policy diverge. Am J Hypertens 2016; 29:424.

23. Organización Mundial de la Salud. Informe mundial sobre el envejecimiento y la salud. Informe de un Grupo Científico de la OMS. Ginebra: OMS; 2015 [consultado 6 Oct 2016]. Disponible en: Disponible en: http://bit.ly/1NyqJiQ

24. Sir Retamales HN. ¿Hay algún afuera del trabajo? Biomedicina, trabajo y vejez en Chile. Sociológica (México) [Internet].2018 [citado 13/12/2018];33(94):203-34. Disponible en: http://www.scielo.org.mx/scielo.php?script=sci_arttext&pid=S0187017320180002002003&lng=es&tlng=es

25. Machón M, Vergara I, Dorronsoro M, Vrotsou K, Larrañaga I. Self-perceived health in functionally independent older people: associated factors Machón et al. BMC Geriatrics. 2016; 16:66.

26. Yesavage JA, Brink TL, Rose TL et al. Development and validation of a geriatric depression screening scale a preliminary report. J Psychiatr Res 1983; 17: 37-49.

27. Creagh Peña M, García Ones D, Valdés Cruz R. Envejecimiento poblacional como reto de la ciencia, la técnica y la sociedad. Rev Haban Cienc Méd [Internet]. 2015 [citado 01/03/2019];(6). Disponible en: http://www.revhabanera.sld.cu/index.php/rhab/article/view/

28. OMS. Subsanar las desigualdades en una generación. Comisión sobre Determinantes Sociales de la Salud [Internet]. Ginebra: OMS; 2014 [citado 03/04/2014]. Disponible en: http://www.who.int/social_determinants/thecommission/finalreport/key_concepts/es/index.html

29. Ministerio de Salud Pública, Dirección de Registros Médicos y Estadísticas de Salud, Anuario Estadístico de Salud 2017. La Habana; 2018,

30. Fernández Seco EA. Envejecimiento poblacional de Cuba. Retos del sistema de salud. Conferencia. XV Seminario Internacional Longevidad. Abril 2018. La Habana: Palacio de Convenciones; 2018.

31. Marques S, Partezani A. La familia al cuidado del anciano. Rev Rol Enf 2002; 25:502-10

32. Vázquez Ochoa EF, Sánchez Montero IR, Rodríguez Reyna I, Feria González DO, Martínez Feria DR. Envejecimiento y morbimortalidad por enfermedades crónicas seleccionadas en el municipio de Rafael Freyre, Holguín, Cuba. CCM [Internet]. 2020 [citado 17 Feb 2021];, 24(4):[aprox. 0 p.]. Disponible en:
http://www.revcocmed.sld.cu/index.php/cocmed/article/view/3443

.

33. Ganga Contreras F, Pinones Santana MA, González Vásquez D. Rol del Estado frente al envejecimiento de la población: el caso de Chile. Convergencia [Internet]. 2016 [citado 25/02/2019];23(71):175-200. Disponible en: http://www.scielo.org.mx/scielo.php?script=sci_arttext&pid=S140514352016000200175&lng=es&nrm=iso

34. Díaz-Portillo AJ, Luna-Toro A, Revidiego-Pérez MD. Personas de edad avanzada y nutrición. En: Gázquez Linares JJ, Pérez Fuentes MC, Molero Jurado MM, et al., compiladores. Investigación en Salud y Envejecimiento. Vol 1. Almería, España:

ASUNIVEP 2014. Capítulo 21; 2014. p. 135-9. 2014;18:54-8, http://dx.doi.org/10.1007/s12603-013-0342-y.

35. Osorio Pérez Ó. Envejecimiento poblacional: discriminación y políticas públicas integrales. Iztapalapa. Rev Ciencias Sociales y Humanidades [Internet]. 2016 [citado 25/02/2019];37(81):133-63. Disponible en: https://dx.doi.org/10.28928/revista iztapalapa/812016/at c6/osorioperezo

36. Tejeda Castañeda E, Hernández González G, Durán Morera N, et al. Dinámica demográfica en la provincia de Villa Clara (2002- 2014). Medicentro Electrónica [Internet]. 2016 [citado 13/04/2018];20(2):118-28. Disponible en: http://scielo.sld.cu/scielo.php?script=sci_arttext&pid=S102930432016000200005&lng=es

37. Concepción Parra W, Camejo Roviralta L, Díaz Armas MT. Comportamiento clínico de la enfermedad cerebrovascular en Policlínico Alcides Pino Bermúdez, Holguín. CCM [Internet]. 2020 [citado 17 Feb 2021];, 24(2):[aprox. 0 p.]. Disponible en: http://www.revcocmed.sld.cu/index.php/cocmed/article/view/3506

38. Slee A, Birch D, Stokoe D. Acomparison of the malnutrition screening tools, MUST, MN Aand bioelectrical impedance as sessment in frail older hospital patients. Clin Nutr. 2015; 34(2): 296-301.

39. Tremayne P, Harrison P. Gastrointestinal care for older people. Nurs Stand. 2016;30:53, http://dx.doi.org/10.7748/ns.2016.e10410.

40. Vera López JI. Envejecimiento en América Latina y el Caribe: Enfoques en investigación y docencia de la Red Latinoamericana de Investigación en Envejecimiento (LARNA). Frontera norte [Internet]. 2015 [citado 21/02/ 2017];27(54):207-10. Disponible en: http://www.scielo.org.mx/scielo.php?script=sci_arttext&pid=S018773722015000200010&lng

41. Ministerio de Salud Pública. Anuario estadístico de salud [Internet]. La Habana: Ministerio de Salud Pública; 2015 [citado 21/02/2017]. Disponible en: http://www.sld.cu/sitios/dne/

42. Benítez Pérez M. Population Aging: Present and Future. Medisur [Internet]. 2017 [citado 13/12/2018];15(1):8-11. Disponible en: http://scielo.sld.cu/scielo.php?script=sci_arttext&pid=S1727897X2017000100003&lng=es

43. Escuela Andaluza de Salud Pública. Jornada Envejecimiento Activo y Saludable+50 [Internet]. España: Junta de Andalucia; 2015 [citado 21/02/2017] .Disponible en: http://www.easp.es/jornada-envejecimiento-activo-y-saludable-

44. Zayas Somoza EM. Implicaciones médico-nutricionales en el adulto mayor. AMECA 2014;7:17-20.

45. Manual de Geriatría para Médicos - 2017

46. Osorio Pérez O. La longevidad: más allá de la biología. Aspectos socioculturales" [Internet]. En: PAPELES del CEIC. España: CEIC (Centro de Estudios sobre la Identidad Colectiva, Universidad del País Vasco); 2006 [citado 25/02/2019]. Disponible en: http://www.ehu.es/CEIC/pdf/22.pdf

47. Dos Santos Souza A, Menezes MR, Hisako Takase Gonçalves L, et al. El abordaje antropológico y el cuidado de la persona anciana hospitalizada. Index Enferm [Internet]. 2017 [citado 25/02/2019];26(1-2):62-66. Disponible en: http://scielo.isciii.es/scielo.php?script=sci_arttext&pid=S1 62017000100014&lng=es

48. Arencibia Pérez H, Becali Hilario Y. Atención al paciente deficiente, discapacitado y minusválido. En: Álvarez Sintes R. Medicina General Integral.Vol.1 La Habana: Editorial Ciencias Médicas; 2017. p. 375-97.

49. Cantos Mengs MM. Hacia otra forma de envejecer: estereotipos y realidades de la vejez en España" [tesis doctoral en Internet]. España: Universidad Complutense de Madrid; 2019 [citado 25/02/2019]. Disponible en: https://eprints.ucm.es/51278/1/T40885.pdf

50. Vázquez Palacios FR. Retos y perspectivas de las ciencias sociales en el envejecimiento y la vejez: hacia la construcción y comprensión de la cultura de la vejez plena y feliz. Rev Perspectivas Sociales [Internet]. 2015 [citado 19/02/2019];17(2):139-56. Disponible en: https://dialnet.unirioja.es/servlet/articulo?codigo=6636272

51. Gajardo Jauregui J. Aging and loneliness: implications from building the notion of risk. Acta bioeth [Internet]. 2015 [citado 25/02/2019];21(2):199-205. Disponible en: https://www.thefreelibrary.com/Aging+and+loneliness%3A+implications+from+bui lding+the+notion+of...-a0450275645

52. Gaceta Oficial de la República de Cuba. Constitución de la República de Cuba [Internet]. La Habana: Ministerio de Justicia; 2019 [citado 25/03/2019]. Disponible en:

http://www.granma.cu/file/pdf/gaceta/Nueva%20Constituci%C3%B3n%20240%20 KB-1.pdf

53. Fernández E, Padilla P, Monardes H. Actitud hacia el adulto mayor en estudiantes del pregrado de la Facultad de odontología Universidad San Sebastián, Santiago. Rev Estomatol Herediana [Internet]. 2017 [citado 25/02/2019];27(1):21-29. Disponible en: http://www.scielo.org.pe/scielo.php?script=sci_arttext&pid=S101943552017000100004&lng=es

54. Mier Sosa F. Social Violence towards Older Adults in Hypermodernity: Approach from Clinical Sociology. Psicol Conoc Soc [Internet]. 2016 [citado 25/02/2019];6(2):188-208. Disponible en: http://www.scielo.edu.uy/scielo.php?script=sci_arttext&pid=S168870262016000200010&lng=es

ANEXOS

Anexo 1 Encuesta

Datos generales

Edad…………………… Sexo………….. Peso (kg) -------------- Talla (cm) --------

APP -----------------------

Morbilidad asociada

Cambios en la función gastrointestinal (Marque con una x si presenta cualquiera de las alteraciones siguientes)

Boca: Adentia---------------- Disminuyen olfato y gusto -------------

Menor potencia masticadora---------------

Esófago: Menor tono del esfínter esofágico superior----------------- Retraso en la relajación tras la deglución----------------

Estómago: Disminución del tiempo de vaciado gástrico para los sólidos ----------------

Motilidad gastrointestinal: El tránsito intestinal puede enlentecerse------------------

Hay constipación----------------------

Consumo de medicamentos

Marque con una x los medicamentos que consume:

Captopril……………. Enalapril………………… Atenolol……………

Sertralina………… Amitriptilina……………. Imipramina…………………

Digoxina…………….

Codeína (Cosedal)………… Amicodex…………….

Amlodipino………… Nifedipino………………… Diltiazem………………

Ciprofloxacino……………

Tioridazina…………

Insulina………………

Prednisona…………… Dexametasona…………

Naproxeno……………. Ibuprofeno…………….

Bisacodilo…………….

Loratadina..............Difenhidramina..............Ketotifeno.................Dimenhidrinato ....

Meclizina..............Kogrip.................

Ranitidina...........Cimetidina............... Omeprazol..............

Estilos de vida

Realiza ejercicio físico programado al menos 30 minutos y 3 veces por semana. Si.......... No............

Consumo de cigarrillos Si............... No ....

Consumo de alcohol Si............... No ....

Variables psicosociales

Nivel de ingresos....................... Dependencia económica Si...... No...........

Número de personas que conforman la familia.........

Participación en grupos de apoyo. Si.... No......

Condiciones económicas

____buenas: más de 250 pesos. ____regular: de 150a 250 pesos.

____ malas: menos de 150 pesos.

Anexo 2

Cuestionario

Hábitos alimentarios

1-Cantidad de comidas al día

Desayuno............

Merienda............

Almuerzo............

Merienda............

Cena.................

Merienda..................

2-Número de días sin consumo de alimentos.....................

3-Consumo de agua Si....... Cantidad al día y en cada comida No......

4-Consumo de sal (cantidad de cucharaditas al día) ....

5-Frecuencia de consumo de.

Alimentos	Frecuencia	Diaria	2 veces a la semana	Nunca
Lácteos				
Leguminosas				
Verduras				
Frutas				
Huevo				
Cárnicos **Pescado**				
Pollo				
Cerdo				
Carne roja				
Pan				
Papas				
Pasta				
Cereales				

6- Costumbre de pelar las frutas y verduras Si------ No--------

7- Consume frutas y verduras frescos ---------------Refrigerados------------

8- Acostumbra a trocear demasiado los alimentos al cocinarlos. Si-------- No-----------

9-Modo de cocción de los cárnicos:

Asado...............

Parrilla o plancha.............

Salteado

Fritura.............

Hervidos.............

Microondas.............

10- Proceso de descongelación de las carnes

11- Ingiere leche después de las comidas Si---------------------- No--------------

12- Ingiere frutas cítricas después de las comidas Si---------------------- No--------------

13-Alimentos fritos Si---------------------- No-------------- Frecuencia semanal------------

Consumo de mantequilla--------------- Mayonesa -----------

Anexo 3

Test de Yesavage.

Nombre ______________Fecha______________

Conteste a las siguientes preguntas sin meditar demasiado sus respuestas:

	Sí	No
1.- ¿En general, está satisfecho con su vida?		
2.- ¿Ha abandonado mucho sus tareas habituales y aficiones?		
3.- ¿Siente que su vida está vacía?		
4.- ¿Se siente con frecuencia aburrido/a?		
5.- ¿Se encuentra de buen humor la mayor parte del tiempo?		
6.- ¿Teme que algo malo pueda ocurrirle		
7.- ¿Se siente feliz la mayor parte del tiempo?		
8.- ¿Con frecuencia se siente desamparado/a, desprotegido/a?		
9.- ¿Prefiere usted quedarse en casa, más que salir y hacer cosas nuevas?		
10.- ¿Cree que tiene más problemas que la mayoría de la gente?		
11.- ¿En estos momentos, piensa que es estupendo estar vivo?		
12.- ¿Actualmente se siente un/una inútil?		
13.- ¿Se siente lleno/a de energía?		
14.- ¿Se siente sin energía en estos momentos?		
15.- ¿Piensa que la mayoría de la gente está en mejor situación que usted?		

Total:

Anexo 4

Evaluación Psicológica

MINI-MENTALSTATE EXAMINATION

(M.F FOLSTEIN. S.E. FOLSTEIN Y P.R McHUGH - 1975)

1. ORIENTACIÓN (Puntuación máxima: 10 puntos) Interrogar al paciente acerca del nombre sobre el día de la semana, fecha de hoy, mes, año y estación del año.

Interrogar al paciente acerca del nombre del hospital, piso, ciudad, provincia y país.

2. REGISTRO (Puntuación máxima: 3 puntos)

Explorar en el paciente su capacidad de memoria. Repetir despacio las palabras: Pelota/Bandera/árbol

Repetirla hasta 6 veces para que el paciente las aprenda

Registrar el número de intentos: ___________________

3. CÁLCULO Y ATENCIÓN (Puntuación máxima: 5 puntos)

Contar a partir de 100, restando 7. Para después de cinco respuestas (93/86/79/72/65). Dar un punto por cada respuesta correcta.

-Si el sujeto no puede realizar las tareas, debe deletrear la palabra MUNDO de atrás hacia delante. Dar un punto `por cada letra bien ubicada-

(ODNUM)= 5 PUNTOS; (ODUMN)= 3 PUNTOS. No. de letras bien: ______

4. RECUERDO: (Puntuación máxima 3 puntos)

Preguntar por las 3 palabras repetidas previamente. Un punto por cada respuesta correcta.

5. Lenguaje: (Puntuación máxima 9 puntos)

a) Mostrar al paciente y mostrarle un reloj y preguntarle ¿Qué es esto? Repetir lo mismo para el lápiz.

Un punto por cada respuesta correcta.

b) Repetir lo siguiente:

ni sí, ni no, ni peros.

c) Realizar una orden en tres tiempos: tomar un papel con la mano derecha, doblarlo por la mitad y ponerlo en el piso.

d) Leer y obedecer la orden que se le da por escrito: cierre los ojos.

e) Orientar al sujeto para que escriba una oración.

f) Copiar un dibujo.

1) Día de la semana: _________
2) Fecha de hoy: ____________

3) Mes: ___________________

4) Año: ___________________

5) Estación del año: _________

6) Hospital: ________________

7) Piso: ___________________

8) Ciudad: _________________

9) Provincia: _______________

10) País: ____________________

11) Pelota: _________________

12) Bandera: ________________

13) Árbol: __________________

14) 93______________________

15) 86______________________

16) 79______________________

17) 72______________________

18) 65______________________

19) No. De letras bien__________

20) Pelota___________________

21) Bandera__________________

22) Árbol____________________

23) Reloj____________________

24) Lápiz____________________

25) Repetición _______________

26) Coger papel con la mano derecha___________

27) Doblar por la mitad _____________

28) Ponerlo en el piso______________

29) Cerrar los ojos_________________

30) Escritura_____________________

31) Dibujo_______________________

Puntuación: Sumar el número de respuestas correctas (en la pregunta tres, incluir los ítems del 14 al 18 o el ítems 19, pero no ambos)

Máximo de puntos: 30

Puntuación total:

Calificación:

Sin deterioro cognoscitivo 24-30

Ligero deterioro cognoscitivo 7-23

Moderado deterioro cognoscitivo 0-17

Severo deterioro cognoscitivo menos de 10

ANEXO 5

Consentimiento informado

Yo, ____ por medio de la presente certifico que me está bien participar en la investigación sobre Hábitos nutricionales en el anciano y su relación con otras variables en el CMF No 17 del Policlínico Gilberto Marquetti del municipio Candelaria de la Dra:, Yareidys González Díaz una vez que me han explicado los objetivos y mi función en la misma.

____

Firma del paciente

ANEXO 6

UNIVERSIDAD DE CIENCIA MÉDICAS DE ARTEMISA

POLICLÍNICO UNIVERSITARIO GILBERTO MARQUETTI

CANDELARIA, ARTEMISA

Aval de la Comisión de Ética de la Investigación

La Comisión de Ética de la Investigación del Policlínico Gilberto Marquetti del Municipio de Candelaria de la provincia Artemisa, autorizamos a realizar la investigación

Titulada: Variables relacionadas a los hábitos nutricionales en los adultos mayores del consultorio No. 17. De la Autora, Dra. Yareidys González Díaz que hasta ahora no tiene ninguna actividad donde se cometa ilegalidad ética contra ninguna institución o persona en lo general ni lo particular y el producto de ella se utilizará exclusivamente con fines científicos y docentes.

____

Presidenta de la Comisión de Ética de la Investigación

MIX
Papier aus verantwortungsvollen Quellen
Paper from responsible sources
FSC® C105338

Printed by Books on Demand GmbH, Norderstedt / Germany